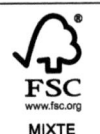

Dan Hild

Perdre du poids sans sport et régimes

Mincir sans vous torturer avec le sport et les régimes alimentaires

-

Douze étapes faciles pour votre poids de rêve

© 2015, Dan Hild

Edition : BoD - Books on Demand

12/14 rond-point des Champs Elysées

75008 Paris

Imprimé par BoD – Books on Demand, Norderstedt

ISBN : 978-2-3220-1956-4

Dépôt légal : 09/2015

Introduction

En achetant ce livre, vous accepter entièrement cette clause de non-responsabilité.

Aucun conseil

Le livre contient des informations. Les informations ne sont pas des conseils et ne devraient pas être traités comme tels.

Si vous pensez que vous souffrez de n'importe quel problème médicaux vous devriez demander un avis médical. Vous ne devriez jamais tarder à demander un avis médical, ne pas tenir compte d'avis médicaux, ou arrêter un traitement médical à cause des informations de ce livre.

Pas de représentations ou de garanties

Dans la mesure maximale permise par la loi applicable et sous réserve de l'article ci-dessous, nous avons enlevé toutes représentations, entreprises et garanties en relation avec ce livre.

Sans préjudice de la généralité du paragraphe précédent, nous ne nous engageons pas et nous ne garantissons pas :

• Que l'information du livre est correcte, précise, complète ou non-trompeuse ;

• Que l'utilisation des conseils du livre mènera à un résultat quelconque.

Limitations et exclusions de responsabilité

Les limitations et exclusions de responsabilité exposés dans cette section et autre part dans cette clause de non-responsabilité : sont soumis à l'article 6 ci-dessous ; et de gouverner tous les passifs découlant de cette clause ou en relation avec le livre, notamment des responsabilités découlant du contrat, en responsabilités civiles (y compris la négligence) et en cas de violation d'une obligation légale.

Nous ne serons pas responsables envers vous de toute perte découlant d'un événement ou d'événements hors de notre contrôle raisonnable.

Nous ne serons pas responsable envers vous de toutes pertes d'argent, y compris, sans limitation de perte ou de dommages de profits, de revenus, d'utilisation, de production, d'économies prévues, d'affaires, de contrats, d'opportunités commerciales ou de bonne volonté.

Nous ne serons responsables d'aucune perte ou de corruption de données, de base de données ou de logiciel.

Nous ne serons responsables d'aucune perte spéciale, indirecte ou conséquente ou de dommages.

Exceptions

Rien dans cette clause de non-responsabilité doit : limiter ou exclure notre responsabilité pour la mort ou des blessures résultant de la négligence ; limiter ou exclure notre responsabilité pour fraude ou représentations frauduleuses ; limiter l'un de nos passifs d'une façon qui ne soit pas autorisée par la loi applicable ; ou d'exclure l'un de nos passifs, qui ne peuvent être exclus en vertu du droit applicable.

Dissociabilité

Si une section de cette cause de non-responsabilité est déclarée comme étant illégal ou inacceptable par un tribunal ou autre autorité compétente, les autres sections de cette clause demeureront en vigueur.

Si tout contenu illégal et / ou inapplicable serait licite ou exécutoire si une partie d'entre elles seraient supprimées, cette partie sera réputée à être supprimée et le reste de la section restera en vigueur.

Préface	9
Faible teneur en glucides - Mangez peu de glucides	11
Thé vert	14
Magnésium	16
Le piment	18
Le gingembre	20
Protéines	21
Les citrons	25
Le café vert	27
Évitez les additifs	29
L'eau potable	31
Dormir vous fait maigrir	33
Penser vous fait maigrir	35
Important: Ne vous cachez pas !	40
Les activités quotidiennes	43
Méthodes chirurgicales de réduction de poids	45

Préface

Cher lecteur,

Je tiens à vous remercier pour votre intérêt pour mon livre ! Le fait que vous le tenez dans vos mains est la preuve que le surpoids est un sujet important pour vous ou pour une personne proche de vous. Il en était de même pour moi !

Les personnes atteintes de « trop de viande sur leur os » ont souvent écouté les conseils comme: « Mangez de la moitié » ou « faire du sport ». Vous savez comme moi que ce n'est pas si facile. Le surpoids a des raisons diverses, et l'idée d'être vu par les autres en faisant du sport est ce qui fait que la plupart des gens l'évitent. Les chances d'être bombardé avec des commentaires appropriés ou non sont tout simplement trop élevés.

Pour de nombreuses personnes souffrant d'obésité, faire du sport est une idée horrible - et non pas parce que nous sommes paresseux ou inactif. Beaucoup d'entre nous craignent tout simplement de se blesser. Et les régimes nous ont déçus maintes et maintes fois. Nous n'y croyons plus. En fin de compte, nous venons de nous torturons pendant des mois, juste pour finir plus obèses que jamais deux ou trois mois plus tard.

Dans ce livre, j'ai compilé douze approches simples qui vous aideront à perdre du poids sans régime lourd ou sport. Si vous suivez ces approches pendant un certain temps, vous pourrez atteindre votre poids de rêve personnel en fonction de votre poids initial et souhaité.

Je vous souhaite beaucoup de succès.

Sincèrement, Dan Hill

Faible teneur en glucides - Mangez peu de glucides

Avez-vous entendu parler des « ingrédients rassasiant » ? Il y a quelque temps, lorsque la viande était une rareté dans les repas quotidiens, on a inclus ces fameux aliments rassasiants. Ceux-ci étaient importants, car beaucoup de gens font beaucoup de sport. Les ingrédients rassasiants pourraient consister en des pommes de terre, du riz, des pâtes alimentaires, ou tout simplement du pain.

De nos jours, la plupart des gens vivent dans d'autres circonstances. Beaucoup travaillent au bureau ou font des tâches qui ne demandent pas vraiment d'effort physique. Un « ingrédient rassasiant » est un poison pour les personnes ayant un tel mode de vie. Ils fournissent leur corps avec énergie dont il n'a pas besoin, et par conséquent emmagasine la graisse pour un manque hypothétique.

Voilà pourquoi il est logique d'éviter les glucides autant que possible. Cela comprend le pain, les pâtes, la pizza, les pommes de terre, et tout contenant en sucre. Pour un changement ces choses pourraient être savoureuses. Mais en grandes quantités, ils sont responsables de l'embonpoint. La recherche scientifique a depuis longtemps prouvé que la consommation déclarée d'hydrates de carbone a des connexions avec le cancer, la sclérose en plaques, la maladie d'Alzheimer et le diabète. Dr. med. Ulrich Strunz a écrit un livre sur le sujet, intitulé « Warum macht die Nudel dumm? ».

Si vous voulez perdre du poids, vous devriez savoir que le corps ne peut gagner de l'énergie qu'à partir des glucides beaucoup plus facilement que des graisses. Tant que le corps a des glucides à sa disposition, il ne brûlera pas les graisses, et ne commencera pas à utiliser les dépôts de graisse qu'il a stocké.

Cependant, vous ne devriez pas seulement d'éviter les sources de glucides évidentes, mais aussi les glucides cachés. Nous savons tous que les pâtes et les pâtisseries contiennent ces ingrédients, que ce soit le pain, les croissants ou les pains croustillants. Les bonbons classiques, ainsi que les pommes de terre, nous sont connus aussi riche en hydrates de carbone. Mais nous pouvons aussi trouver des glucides cachés sous la forme de sucre dans les boissons (boissons sucrées, vin, bière, alcool) ainsi que dans plusieurs aliments transformés. En fin de compte, beaucoup d'entre eux contiennent du sucre et des formes de sucre comme le glucose, le fructose et le dextrose (sucre de raisin). Évitez tous les produits contenant ces ingrédients, et préparez vos repas avec des ingrédients frais. Si vous faites cela, vous savez ce que vous mangez. Et avec les aliments transformés, habituez-vous à la lecture des information de vos produits.

Thé vert

Les effets bénéfiques du thé vert (sans sucre) sont connus depuis longtemps en Asie. La caféine contenu à l'intérieur commande le métabolisme et avec elle la combustion des graisses dans votre corps (calories ainsi).

Des études menées par le « Health Care Products Research Laboratory », basé à Tokyo a montré que soi-disant les catéchines du thé vert empêchent le stockage des graisses dans le foie et d'autres tissus chez la souris. Et le « American Journal of Clinical Nutrition » a publié une étude sur la combustion des graisses dans laquelle ils démontrent qu'une consommation fréquente et appropriée des catéchines se traduirait par la combustion des graisses durable.

Bu dans des volumes appropriés, le thé vert est une boisson saine. Si vous voulez perdre du poids, cependant, vous devriez le boire non sucré.

Magnésium

Le magnésium joue un rôle important dans la combustion des graisses. Comme enzyme blocs de construction et de minéraux musculaires, le corps a besoin de magnésium en grandes quantités. Seulement le magnésium du corps peut brûler les graisses efficacement.
De nombreux experts sont convaincus que le mauvais équilibre de la plupart des régimes peut être attribué à un manque en magnésium. Grâce aux restrictions alimentaires, le corps prend encore moins de magnésium que le contraire - et la plupart des gens ne consomment pas suffisamment de magnésium. Cela a surtout à voir avec le fait que de nombreux aliments accélèrent considérablement la répartition de magnésium. Surtout le Coca Cola (et autres limonades ainsi) inondent votre corps de magnésium - avec des conséquences. En outre, le corps a besoin de plus de magnésium dans les moments de stress ou en cas de maladie.

Différentes sources recommandent divers volumes de consommation. Je me suis pris 200 milligrammes supplémentaires le matin et le soir pendant une longue période. A présent, cependant, que je prends à deux fois et je me sens super.

Si il y a un manque en magnésium, le corps réduit la combustion des graisses. Vous commencez à vous sentir fatigué et épuisé. Les signes de carence en magnésium peuvent être des crampes dans les jambes, mais ils peuvent également inclure des problèmes de sommeil.

Le piment

Le piment est connu comme étant une épice chaude. Certains types de piment sont tellement chauds que les manger peuvent effectivement être malsains pour certaines personnes. Responsable de ce qui est la capsaïcine alcaloïde au sein de l'épice.

Cet ingrédient permet à l'organisme de chauffer. Les experts appellent cela la thermogenèse. Ceci est également utilisé par les experts, cependant, pour créer des agents à base de piment-pour lutter contre la douleur.

La thermogenèse est un processus dans lequel l'organisme transforme rapidement l'énergie en chaleur. Et si votre alimentation est faible en glucides et en lipides, en utilisant les stockages de graisse est le point d'attaque la plus sensé. Dans ce cas, le piment est un véritable brûleur de graisse. En outre, la consommation de piment augmente la température. Le corps réagit avec la transpiration afin de refroidir, ce qui utilise de l'énergie supplémentaire.

Aussi le piment possède des propriétés antibactériennes et anti-inflammatoires et favorise la production d'acide biliaire, qui soutient la digestion et la combustion des graisses.

Un ingrédient principal du piment, le DHC, a été étudié en détail dans divers documents de recherche américains. Les sujets de test ont ingéré une capsule de DHC sur une base quotidienne pendant une certaine période de temps. Il est devenu évident que les sujets de test ont brûlé deux fois autant de graisse que le groupe de comparaison qui n'a reçu qu'un placebo.

Malgré ces caractéristiques merveilleuses, vous ne devriez pas en consommer de trop (et trop chaudes) car ils peuvent nuire à la muqueuse buccale et l'estomac.

Le gingembre

Similaire aux piments, le gingembre soutient le métabolisme et la production de chaleur. En outre la racine jaune favorise la production de l'acide biliaire, ce qui entraîne à son tour la combustion des graisses et fait en sorte que les aliments lourds sont digérés plus facilement.

Le gingembre peut même être cultivé dans nos latitudes. Il suffit de mettre une racine dans un peu de terre.

En outre, la racine de gingembre contient un grand nombre d'antioxydants. Ceux-ci lient les radicaux libres, préviennent diverses maladies.

La racine contient également beaucoup de vitamine C et le calcium, le magnésium, le fer, le potassium, le sodium et le phosphore. C'est une source incroyable de micronutriments.

Protéines

La protéine est un facteur central pour la réduction de poids durable. Au cours de mes régimes je continuais de remarquer encore et encore que la masse musculaire et l'eau ont été les premiers à s'en aller. Selon le pourcentage en eau de l'alimentation, la réduction peut être positive ou négative. Une réduction de la masse musculaire, cependant, est toujours négative.

Les muscles sont le mécanisme de gravure le plus important pour les calories. Même pendant la nuit, toutes les cellules de muscle brûle de l'énergie: 24 heures par jour, sept jours par semaine. Si nous perdons de la masse musculaire pendant un régime, c'est comme si vous souhaitez prendre une aile d'un avion afin d'avoir un poids au décollage inférieure et mieux voler.

Si nous voulons perdre durablement du poids, et rendre notre vie plus facile, même après le régime, nous devons prendre suffisamment de protéines. Les experts recommandent de 1,5 à 2,5 g de protéine pure par kilogramme de poids corporel et par jour. Cela signifie que si vous pesez 100 kg, vous devriez prendre dans 150 à 250 grammes de protéines par jour.

En fait, le corps a besoin de plus d'énergie pour digérer les protéines que les protéines de se livrer. Prendre plus dans les aliments riches en protéines conduit à un sentiment de plénitude beaucoup plus rapidement.

Bien sûr, vous pouvez prendre des protéines pendant votre régime alimentaire normal. Poisson, viande ou les produits laitiers sont d'excellentes sources de protéines. Les végétariens et végétaliens utiliseront d'autres produits comme le tofu. Même certains fruits et légumes contiennent de grandes quantités de protéines. Notez, cependant, que les aliments contiennent toujours des calories et d'autres ingrédients. Vous aurez du mal à perdre du poids si vous prenez dans vos protéines à travers le lait entier. Un litre de lait entier contient environ 33 grammes de protéines - à un poids de 100 kilogrammes, cela signifierait une « demande de lait » de 4,5 litres par jour, ce qui équivaut à plus de 3240 calories. Même avec un lait léger avec de 0,3 pour cent de matières grasses, vous prendrez encore 1800 calories supplémentaires - à propos de la demande calorique quotidien d'un adulte.

De plus en plus de fabricants commencent à offrir des aliments fonctionnels contenant de grandes quantités de protéine ou des substituts. Il n'y a rien qui parle contre cela. Le fait est, cependant, que de nombreux fabricants ajoutent non seulement des protéines à ces aliments, mais aussi de grandes quantités de sucres de toutes sortes (hydrates de carbone), et même des conservateurs. Lisez les informations dans le chapitre « éviter les additifs ».

Une autre possibilité est d'utiliser des composés de protéines utilisées dans les régimes de sport. Beaucoup de ces produits contiennent des protéines de lactosérum de haute qualité. Si vous ne répondez pas à une demande de protéines à travers la nourriture et des boissons normales, vous pouvez le faire avec ces produits. Eux aussi, ils contiennent des calories et de divers additifs.

Ces boissons sont faites pour les gens qui font beaucoup de sports et utilisent par conséquent beaucoup d'énergie (calories). Cela signifie que vous devez garder un œil sur les calories et les additifs contenus dans le produit de votre choix. Des quantités élevées de sucre et les édulcorants artificiels comme l'aspartame ne sont pas rares.

Les citrons

Une des plantes les plus efficaces pour perdre du poids est le citron. Il est surprenant que ça ne sert pas à des programmes plus diététiques. Ce fruit a beaucoup à offrir.

Buvez du jus fraîchement pressé de deux citrons chaque jour. Cela soutient la combustion des graisses dans votre corps de façon significative. Ou mangez deux citrons afin d'utiliser également la précieuse pulpe.

Le jus peut être dilué dans de l'eau - il suffit de faire votre propre limonade ! Vous ne devriez cependant pas sucrer. Et si vous devez le faire, faîte avec avec Stevia.

Le citron vous aide de plusieurs façons:

- la digestion est améliorée
- le métabolisme et le soutien (et avec lui la combustion des calories)

- la pression artérielle est optimisée
- le taux de cholestérol est réduit
- le système immunitaire est amélioré
- les vaisseaux sanguins deviennent plus flexibles

En outre, il y a des recherches qui suggèrent que les citrons empêchent la croissance des cellules cancéreuses. Aussi ces fruits sont riches en vitamine C. Cette vitamine est utilisée par notre corps par plus de 300 processus. Les experts populaires ont recommandé au cours des quelques dernières années, d'augmenter l'apport de vitamine C de façon significative afin de prévenir diverses maladies.

Si vous mangez des citrons au cours de plusieurs jours, vous remarquerez très vite que votre corps s'y habitue et les fruits ne semblent plus que sure pour vous.

Le citron est essentiellement métabolisé ce qui est une bonne nouvellespour les personnes souffrant d'hyper-acidité.

Le café vert

Le café vert, qui est, les grains de café non torréfié, possède une grande quantité de caféine. Cela conduit le métabolisme et avec elle les processus de combustion des graisses. En même temps, il contient beaucoup d'acide chlorhydrique. Sur cette base il existe divers produits à l'extrait de café vert étant offerts dans les magasins. Pour moi, l'auteur Peter Carl Simons a raison quand il affirme dans son travail qu'au lieu de boire l'extrait souvent très coûteux, on peut simplement boire du café vert.

L'acide chlorhydrique est une substance importante pour soutenir la réduction de la graisse. En outre, il empêche le corps de la prise de sucres et de graisses. Par torréfaction le café, cependant, est détruit une grande partie, ce qui est la raison pour laquelle il n'y a guère de celui-ci reste dans le « café normal ».

Certains résultats de la recherche ont montré des preuves que le café vert influe aussi positivement les niveaux de sucre dans le sang. Et une étude de l'Université de Scranton à partir de 2012 confirme que les gens qui boivent du café vert peuvent perdre 10 pour cent de leur poids même sans rien changer d'autre au sujet de leur régime alimentaire. D'autres recherches ont donné des résultats tout aussi impressionnants.

Le café vert peut être apprécié comme une alternative au café commune dans la même quantité.

Évitez les additifs

Savez-vous que les aliments dont les fabricants prétendent qu'ils sont sans lactose, sans gluten, ne contiennent pas d'édulcorants artificiels ou pas de matières grasses ? De nombreux producteurs alimentaires industriels internationalement attirent les clients avec de telles revendications. Pendant ce temps, il est dit que les étiquettes ont été créées en fonction.

Fondamentalement, il n'y a rien qui s'opposerait à un fabricant soulignant certains ingrédients d'un produit. Il est même obligé d'énumérer tous les ingrédients de la loi. Mais si elles sont imprimées sur l'emballage, en grosses lettres, vous devriez garder à l'esprit les éléments suivants:

Si un produit est « sans lactose » ou « sans gluten » cela ne signifie pas nécessairement qu'il est sain - le contraire peut même être le cas ! « Sans sucre ajouté » ne signifie pas qu'il n'y a pas de sucre dedans, mais simplement qu'il n'y a pas de sucre ajouté. Et il n'y a rien de marquer au sujet de la valeur du produit pour votre santé. Même « sans gras » ne signifie pas toujours sain.

Tous les tirages publicitaires donnent des raisons de rester en alerte. Sans lactose et sans gluten sont souvent remplacés par d'autres substances que nous ne voulons même pas dans notre alimentation. Et dans d'autres cas, aussi, il est judicieux de lire sur ce que les fabricants apportent à votre assiette. En cas de doute, gardez les aliments frais et naturels.

L'eau potable

Probablement la méthode la plus simple pour perdre du poids est de remplacer toutes vos boissons avec de l'eau. Soyez que le café pour le petit déjeuner, le chocolat chaud, la boisson énergétique, la boisson gazeuse, la bière ou le vin après le travail: tous contiennent des calories et la plupart en petite quantité. Simplement en évitant ces boissons, la plupart des gens pourraient réduire leur apport calorique jusqu'à 50 pour cent – ce qui va vite devenir visible sur la balance.

Quand je parle de « l'eau », je veux dire le liquide qui est envoyé par aqueduc grâce à nos tuyaux, et pas d'eau minérale gazeuse. Sur l'un de dioxyde de carbone de la main est un acide. Il acidifie littéralement notre corps, ce qui peut avoir des effets négatifs sur de nombreux processus biologiques qui soutiennent la perte de poids. En outre, l'eau du robinet n'est pas pire que la plupart des eaux minérales chères de la plupart des régions.

Si vous doutez, il suffit de demander à votre aqueduc local. La plupart des gens, cependant, peuvent arrêter le transport de bouteilles d'eau. Dans le même temps, vous pouvez éviter beaucoup de dommages à l'environnement créé par le transport de bouteilles. Il est préférable de boire seulement l'eau que vous avez à portée de main, que beaucoup de gens utilisent pour leur café ou thé de toute façon.

Dormir vous fait maigrir

En 2004, le Centre de recherche clinique de l'Université de Chicago a mené des recherches dans lesquelles le repos de la nuit des sujets d'essai a été réduit. Aussi peu que deux nuits avec quatre heures de sommeil ont donné des résultats spectaculaires. La privation de sommeil augmente la faim de 24 pour cent, et l'appétit de 23 pour cent. Les sujets de test particulier demandaient des aliments sucrés et salés avec beaucoup de glucides et une grande quantité de calories.

Le chercheur de sommeil de renommée internationale le Prof. Eve Van Cauter a prouvé que les personnes souffrant de privation de sommeil développent un appétit vorace pour les glucides, comme le pain, les pâtes ou des bonbons.

Dans le même temps, ces gens sont moins disposées à travailler pendant la journée. En conséquence, ils se déplacent moins et consomment moins d'énergie (calories).

Les résultats de ces observations pourraient être confirmés par des analyses de sang: Les gens qui dormaient moins avaient une perte de l'hormone leptine rassasiant de 18 pour cent, et une augmentation de l'hormone ghréline de l'appétit au volant de 28 pour cent.

Si vous dormez souvent et assez longtemps, vous avez un risque beaucoup plus faible de l'obésité en fonction de ces résultats de recherche. Ce que vous faites de cette information ne regarde que vous.

Penser vous fait maigrir

Que pensez-vous de vous-même ? Peut-être que vous avez entendu dire que la pensée affecte la réalité. Et en réalité, les personnes obèses ont surtout du mal à imaginer eux-mêmes autrement que comme du « gras ».

Les commentaires de l'entourage – une partie bien significative - leur montre encore et encore comment les autres évaluent leur corps. Après un certain temps, beaucoup de gens abandonnent. Ils se sentent comme s'ils ont perdu contre leur propre et ne peuvent rien faire à ce sujet. Henry Ford, le fondateur de la société automobile du même nom, a déclaré: « Peu importe si vous pensez que vous pouvez ou ne pouvez pas faire quelque chose, vous avez raison.

Vous ne pouvez pas perdre du poids si vous choisissez de « juste essayer ». Cela a à voir avec votre attitude. Si vous « essayez » quelque chose, vous acceptez que vous ne puissiez pas être couronné de succès - et c'est ce qui se passera. Seulement si vous vous imaginez qu'il n'y a pas d'alternatives pour perdre du poids, vous allez faire exactement cela: « perdre du poids ».

En outre, Henry Ford a dit: « Il y a plus de gens qui abandonnent que ceux qui échouent. » En effet, de nombreuses personnes sont obèses parce qu'ils abandonnent tout simplement. Je ne veux pas m'exclure deux - je suis pareil.

Beaucoup de gens ayant beaucoup de kilos seront reconnaitront également ce modèle dans d'autres domaines de leur vie. Ils abandonnent et pensent: « Je ne peux pas faire de toute façon » ou « Je ne ferais pas de toute façon ». Ou le pire: « Je vais juste faire un essai ».

Arrêtez ça ! Ne pas pensez pas à l'échec dès le départ ! Ne pensez pas à la possibilité que cela « ne fonctionne pas », mais concentrez-vous sur l'atteinte de votre objectif.

Réjouissez-vous de toutes les choses que vous pouvez faire une fois que vous avez atteint le poids que vous désirez. Imaginez votre nouvelle vie ! En fait, il est très utile pour créer des images ou des collages sur la façon dont votre vie sera à votre poids de rêve. Offrez-vous dans vos rêves les plus fous.

Que va devenir:

- Partenariat / Amour / Sexualité
- Famille
- Ami cercles
- Situation professionnelle
- Remerciements de votre entourage
- Bien-être physique
- Santé
- Chance
- …

Pourquoi ne devriez-vous pas être en mesure de faire quelque chose que des milliers d'autres personnes pourraient faire en dépit d'être beaucoup plus lourd que vous ?

Comprenez-moi bien: Cette tâche ne consiste pas à échapper dans un monde de rêve. Cela signifierait renoncer à nouveau. C'est sur savoir consciemment pourquoi vous décidez de perdre du poids. Et chaque changement de poids est le stress et l'effort. De la réponse à des questions sur le pourquoi, vous gagnez votre motivation. L'imagination ce que vous aurez une fois que vous quittez les moments difficiles derrière vous aidera à surmonter les échecs.

Imaginez un athlète de haut niveau. Quels résultats pensez-vous un as du ski, un sprinter ou un pilote de course de Formule 1 obtiendra s'il est entré dans la compétition pour « juste essayer »? Imaginez la carrière de Michael Schumacher, avait-il juste commencé chaque course avec la pensée que « juste quelques-unes ». Les gagnants sont sur le podium depuis le début. Ils se sentent le picotement de la douche de champagne sur leur peau et les accusés de réception de l'auditoire. Si vous ne vous sentez pas que, si vous ne voulez pas ça, et si vous n'êtes pas obsédé par ça, vous ne l'aurez jamais.

Vous devez vous motiver de la même manière si vous voulez atteindre votre poids désiré. Soyez prêt pour les tâches difficiles, et acceptez l'un ou l'autre renonciation. Si vous parvenez à vous motiver, vous pourrez atteindre votre poids désiré, et surmonter tous les obstacles sur votre chemin.

Important:
Ne vous cachez pas !

Le livre est intitulé « Perdre du poids sans sport », et je veux tenir cette promesse. Nous savons tous que faire du sport en quantités appropriées est une bonne chose et aide à garder votre corps en bonne santé. Cependant, je ne vais pas vous recommander des exercices ici.

Ce que je veux vous recommander, cependant, est le plus simple et le plus important: ne pas se cacher.

Une de mes connaissances, Sonja, a dit à de nombreuses personnes depuis le début: « Vous êtes la graisse! », « Vous êtes laid! », « Perdez déjà votre poids !» Et beaucoup plus d'autres choses que les personnes obèses entendent jour après jour. Si vous êtes exposé à de tels commentaires fréquemment, vous essayez de les éviter. Sonja a de moins en moins quitté sa maison et a même réussi à se faire livrer ses courses. Elle aurait eu plus de contacts avec le monde extérieur si elle avait commis un crime et fait de la prison.

Sa vie a été limitée à son petit appartement de 50m², où elle a vécu et s'est faite de l'argent de chez elle. Quand elle ne travaillait pas, elle était la plupart du temps assise devant la télé à regarder le monde dont elle cherchait à se refermer. Avec un manque de mouvement, elle avait de plus en plus peur du « monde là-bas ». Sa solitude, sa peur et sa tristesse l'a poussée à manger encore plus. Sonja a pris du poids. Comme elle n'ait jamais sorti pour acheter des vêtements, elle leur a commandé de partir d'un distributeur américain pour les vêtements surdimensionnés, ou avait fait tailler des vêtements sur mesure par des tailleurs en ligne.

Comme un jour Sonja remarqué une lourdre douleur, elle a essayé elle-même avec sa peur d'aller chez le médecin, où les gens pouvaient le regarder de manière désobligeante. Seulement quand la douleur est devenue trop insupportable, elle a consulté un médecin, qui lui l'a immédiatement envoyé à l'hôpital. Avec les soins médicaux dont elle a reçu le soutien psychologique qui a continué après son séjour à l'hôpital. Les thérapeutes l'ont aidée, alors que de nos jours, elle peut quitter la maison à nouveau. Parfois Sonja dit que Dieu lui a envoyé la douleur pour sauver sa vie. A présent, elle a perdu la moitié de son poids excessif, et travaille pour perdre le reste.

Aujourd'hui Sonja sait ce qu'elle avait fait à elle-même quand elle a décidé de se cacher. Si vous vous ressentez la même chose, consultez un entraîneur ou un nutritionniste qui peut vous soutenir.

Les activités quotidiennes

Même sans faire de « sport », vous pouvez être actif en quelque sorte. Soyez honnête: Faîtes-vous souvent de courtes distances de quelques centaines de mètres par voiture ? Prenez-vous toujours l'ascenseur malgré l'existence d'un escalier juste à côté ?

Si vous voulez perdre du poids, vous devrez changer votre relation à votre corps étape par étape. Prenez les escaliers de temps en temps, surtout s'ils sont juste un ou deux étages. Laissez votre voiture dans l'allée de temps en temps. Prenez des mesures supplémentaires, ou achetez dans les magasins qui ne disposent pas d'un parking à la clientèle. En bref: Essayez de faire disparaître les automatismes. Certaines personnes ont pris l'habitude de ne jamais se déplacer si le mouvement peut être fait par une machine. D'autres saisissent par réflexe leur bière préférée du réfrigérateur avant de fixer les sacs d'épicerie en bas.

Il est également très bon de faire une marche d'une demi-heure. Explorez une zone sans aucun tracas, ou aller faire du lèche-vitrine – après que les magasins soient fermés, pour qu'il y est moins de tentation. Trouvez un passe-temps qui vous sort de votre maison. Connaissez-vous le geocaching ? Ce qui est amusant pour toute la famille, et que vous ne doit pas être particulièrement sportif (en fonction de la destination choisie). Avec l'Internet, vous pouvez trouver beaucoup d'informations à ce sujet. Ou demandez à votre voisin si vous pouvez prendre leur chien pour une promenade de temps en temps.

Comme je le disais, cela ne vous concerne pas devenir soudain un athlète de haut niveau. Mais vous devriez commencer, étape par étape, vous déplacer. Faîtes-le en vous amusant.

Méthodes chirurgicales de réduction de poids

De plus en plus de gens choisissent de passer sous le bistouri afin de maîtriser leur obésité par la chirurgie. Un court séjour à l'hôpital semble que la meilleure façon de résoudre le problème.

Mais chaque chirurgie comporte des risques, et pour une personne à la surcharge pondérale importante, les complications sont beaucoup plus grandes que pour les personnes en forme. Beaucoup l'ignorent.

Pendant toute notre vie, nous avons entendu dire que les personnes obèses vivent moins longtemps de toute façon. Mort par la chirurgie, ou des dommages physiques plus grand, semble comme un risque supportable. Après la chirurgie, nous pourrions avoir un poids normal afin que nous puissions vivre une vie plus longue, plus saine et mieux.

Malheureusement, il est difficile de trouver des chiffres fiables pour le succès et l'échec des méthodes de ce genre de chirurgie. C'est un fait, cependant, que beaucoup de gens qui ont payé pour de telles mesures avec leur santé ou leur vie. Dans de nombreux cas, le succès n'a été que temporaire, et l'obésité est revenu- similaire aux régimes - après une courte période.

L'entraîneur d'alimentation suisse Chritoph Bisel, qui soigne les personnes souffrant d'obésité morbide dans son bureau et les soutient en ligne également, les rapports de ses propres expériences dans son impressionnant livre « Je étais un gros tas de graisse»:

J'entamai l'année 2014 avec un poids de 141,3 kg. Mon « record », 160 kg, je l'avais atteint plus d'une dizaine d'années auparavant. Entre temps j'avais subi les interventions dont je viens de parler. En 2000, l'une d'elles a d'ailleurs entraîné des complications qui ont bien failli résoudre le problème d'une toute autre manière. Pourtant, la tendance était clairement revenue à la hausse au cours des dernières années.

A la suite d'une péritonite causée par la déchirure d'une cicatrice, le bypass gastrique m'avait coûté un bout d'intestin et m'avait presque « soulagé de mes douleurs terrestres ». Pourtant, j'ai toujours aimé et aime encore la vie. De plus, l'opération avait fait chuter mon poids jusqu'à environ 110 kg, en grande partie parce que mon corps affaibli ne pouvait alors quasiment plus assimiler de nourriture.

Aussitôt après m'être remis des suites de l'intervention, je repris doucement mais sûrement les kilos perdus. Jusqu'à ce que je décide, au début de cette année, que c'en était trop. Je ne voulais pas revenir à 160 kg ! Je crois que je sais plus ou moins tout ce qu'il y a à savoir sur le surpoids : ce que l'on peut en lire dans les livres, ce que l'on peut vivre soi-même lorsque l'on est directement concerné et ce que l'on peut ressentir quand des connaissances sont touchées.

En tout cas suffisamment pour savoir que la vie n'est pas une partie de plaisir lorsqu'on est un gros tas de graisse. D'autres personnes en surpoids le contesteront peut-être comme je le fais moi-même lorsque la conversation aborde ce sujet. Mais soyons honnêtes avec nous-mêmes et admettons que les avantages de l'obésité sont plutôt limités.

Depuis, je suis parvenu à descendre en dessous de la barre des 110 kg. Avant cela, la dernière fois que ma balance avait indiqué ce chiffre, c'était il y a plus de vingt ans. Suis-je, aujourd'hui encore, un tas de graisse ? En toute franchise, je le pense. Mon IMC (Indice de Masse Corporelle) oscille toujours dans une zone où il est considéré comme pathologique. Cependant, d'un point de vue tout à fait subjectif, lorsque je regarde le chemin parcouru, je me trouve véritablement mince. Même mon poids semble finalement relatif.

Je ne connais pas votre cas, c'est pourquoi je ne peux pas dire si oui ou non une opération fait sens pour vous. Ce que je peux vous dire, cependant: ne jamais aller dans une opération simplement parce qu'il semble que c'est le moyen le plus facile !